AF467282

SUR LES

ABCÈS MÉTASTATIQUES

QUI RÉSULTENT

DES OPERATIONS CHIRURGICALES,

PAR LE DOCTEUR

DOMINIQUE CAMBRIA.

Les faits bien établis sont la seule puissance en crédit.
GUIZOT.

PARIS,
IMPRIMERIE DE LACOUR ET COMPAGNIE,
Rue Saint-Hyacinthe-Saint-Michel, 33.
1845.

SUR LES

ABCÈS MÉTASTATIQUES

QUI RÉSULTENT DES

OPÉRATIONS CHIRURGICALES.

La nécropsie fit connaître les lésions suivantes : la région fracturée offrait une véritable consolidation à l'aide d'une surface en partie osseuse et en partie cartilagineuse. Les organes génito-urinaires, objet plus intéressant de nos recherches, nous montraient que les petits rétrécissements urétraux n'étaient pas assez suffisants pour expliquer la difficulté d'uriner. La prostate était énormément tuméfiée et remplie de foyers multiples de suppuration, de tubercules et d'indurations. Les parois mêmes de la vessie étaient ipertrophiées et offraient à peu près huit lignes d'épaisseur ; elles étaient remplies de pus, qu'on voyait s'échapper aux différents coups de scalpel. Ce pus était renfermé dans un grand nombre de poches, parmi lesquelles il y en avait une de la grandeur d'un œuf de poule, logée au milieu de la membrane musculaire et muqueuse. Cette cavité communiquait avec celle de la vessie par un petit pédicule. On apercevait en outre des dégénérescences profondes qui avaient altéré la forme et le tissu de l'organe urinaire. Les poumons étaient également le siége de tubercules et de foyers, et, ce qu'il y avait de plus remarquable, c'était de voir le tissu environnant sain et intact. Toutes les parties du système veineux n'offraient rien de particulier, excepté quelques traces d'injection dans une des grosses veines de la vessie. Les ganglions et les vaisseaux lymphatiques étaient dans leur état normal.

Frappé donc des particularités de ce fait et de quelques autres que j'ai eu occasion d'observer, je suis porté à admettre que, les abcès dans les poumons du sujet dont nous venons de rapporter l'histoire, n'étaient dus qu'au déplacement du pus dont le foyer principal existait dans l'organe urinaire.

Et, à dire vrai, il est difficile d'expliquer différemment ces lésions pulmonaires lorsqu'on examine attentivement le tempérament de l'individu, la marche, la période et les symptômes de la maladie. Disons, en outre que, chez le malade susindiqué, il n'y avait pas eu d'inflammation idiopathique des poumons. On sait que Boyer et Dupuytren, voulant, en pareils cas, expliquer ces phénomènes, avaient admis la préexistence de tubercules; mais pour ce qui concerne notre observation, cette théorie n'est pas admissible, car à l'aide de la percussion on n'avait pas pu constater la présence de tubercules au début de la maladie, et lorsque le malade est entré à l'hôpital; ajoutons que les abcès au foie, aux reins, à la rate, qu'on a remarqués quelquefois à la suite de plaies à la tête, sans trace de phlébite, viennent à l'appui de ma manière de voir.

Ces abcès métastatiques, non seulement arrivent à la suite de suppuration des organes urinaires, mais encore dans une foule d'autres maladies, et plus fréquemment dans les fractures comminutives et compliquées de foyers purulents, ainsi que j'en ai observé un cas dans le service de M. Gerdy; dans les varices, dans les ulcères avec carie des os, dans l'opération de la taille, et même dans les plaies superficielles. M. Blandin rapporte un exemple de ponction à la vessie, suivie des mêmes accidents. Hunter, dont les travaux ont beaucoup contribué à compléter l'histoire des inflammations veineuses, cite des accidents de ce genre, arrivés à la suite des amputations. Enfin le cé-

SUR LES

ABCÈS MÉTASTATIQUES

QUI RÉSULTENT DES

OPÉRATIONS CHIRURGICALES.

> Les faits bien établis sont la seule puissance en crédit.
> GUIZOT.

Parmi les accidents qui peuvent survenir après les opérations chirurgicales, il n'y en a pas de plus dangereux que les abcès dans les poumons. Un sujet si important de pathologie chirurgicale a échappé à l'investigation des anciens médecins; mais de nouvelles recherches sur l'anatomie pathologique fournissent des connaissances plus positives, et des explications plus exactes sur ce genre de maladies. En effet, la découverte de la phlébite nous a éclairé sur le siége et la nature d'une foule de complications, qui, auparavant, étaient attribuées à la sympathie des organes. Quelques chirurgiens ont prétendu que ces désordres résultaient de simples inflammations idiopathiques, ou bien encore de l'existence antérieure de tubercules. Aujourd'hui, ces idées de sympathie, et de pré existence tuberculeuse, ne sont plus admissibles, et il est prouvé que la phlébite et l'infection purulente sont le plus souvent la cause de ces abcès.

Nous tâcherons de prouver, dans le cours de ce travail, qu'il arrive quelquefois que des collections purulentes se produisent dans les poumons sans que la phlébite y concoure, et nous expliquerons la formation de ces collections par la loi d'absorption, et par le déplacement de la matière purulente. A l'appui de cette proposition je pourrais citer une foule de faits, mais je me borne à rapporter ici quelques observations que j'ai recueillies avec soin dans la clinique de l'hôpital de la Charité, et qui ont fourni à M. le professeur Velpeau le sujet de leçons orales intéressantes.

Un individu, âgé de 36 ans environ, de constitution forte et robuste, est entré à l'hôpital portant une fracture à l'extrémité du tibia. L'appareil convenable ayant été appliqué, la guérison paraissait ne devoir pas se faire attendre; mais, quelques jours après l'application de l'appareil, le malade fut pris d'une telle difficulté d'uriner, que M. Velpeau dut passer à l'introduction des sondes qui ont momentanément soulagé le malade, après une abondante émission d'urine. La présence des sondes dans le canal ne fit qu'augmenter le mal; l'inflammation produite dans l'urètre et dans la prostate fut tellement violente, que la moindre pression sur les parties malades exaspérait le mal et produisait de vives douleurs. La prostate enflammée augmentait de jour en jour de volume, jusqu'à ce qu'une abondante suppuration se manifesta et trouva issue dans la région périnéale, en produisant des fistules urinaires. A ces accidents d'autres phénomènes sont survenus, qui annonçaient un travail d'absorption. Une fièvre à type intermittent, une toux accompagnée de crachats purulents, avec difficulté de respirer, ne tardèrent pas à se manifester. Enfin, les sueurs nocturnes et les diarrhées finirent par faire succomber le malade, au mois de décembre 1844.

Si le pus pénètre dans le torrent de la circulation, n'est-il pas évident que tous les organes doivent également souffrir? Il n'y a pas de doute qu'on a souvent remarqué ces résultats dans tous les organes de l'économie ; mais le poumon seul est le principal organe où arrive tout le sang veineux provenant des autres parties du corps, et par conséquent, le pus transporté par la circulation parvient dans cet organe; et il en résulte alors que les fonctions pulmonaires sont entravées par la présence d'une substance étrangère. Quel est dans ces cas le procédé employé par la nature? Je crois que cela arrive par la simple exosmose et par une transudation de la structure subtile du parenchyme, structure qui a fait croire à tous les physiologistes, que le sang, dans ces points, est en contact avec l'air. Si cette manière de voir n'est pas certaine, elle est sans doute probable, puisqu'elle est confirmée par la pathologie, qui se sert de cette hypothèse pour expliquer les hémorrhagies par exhalation.

Plusieurs expériences ont été tentées sur les animaux par les partisans de la phlébite, ces expériences pourront nous fournir quelques preuves à l'appui de nos observations.

Dance ayant le premier injecté du pus dans la veine d'un chien à la dose d'une once, il en est résulté que l'animal est mort douze heures après cette opération, et après que le mélange du pus avec le sang avait eu le temps de se mettre en contact avec les parois internes des vaisseaux; on y apercevait à l'autopsie le sang un peu noir et grunuleux, mais sans phlébite et sans aucune espèce d'inflammation. Voilà donc le résultat de cette expérience, qui nous démontre clairement que le pus peut circuler avec le sang, sans que la phlébite soit nécessaire et indispensable.

D'autres tentatives ont été faites par M. le professeur Cruveilhier ; il a produit un développement de tubercules dans les poumons en faisant pénétrer du mercure dans les veines; le noyau de ces tubercules était formé par un globule mercuriel. Ces expériences ne détruisent point notre opinion ; il n'est pas difficile de comprendre qu'un corps étranger introduit dans les poumons doit nécessairement produire une inflammation vive et une suppuration. A l'aide des expériences de M. Cruveilhier, on pourra nous faire les objections suivantes : 1° Que les abcès observés dans les poumons de notre malade, et que nous avons considérés comme des dépôts du même pus, qui, auparavant, était logé dans la vessie, ne sont autre chose que des abcès formés par la destruction du parenchyme pulmonaire, ramolli du centre à la circonférence, dont le noyau a été quelque molécule de pus arrêtée dans les capillaires veineux, et qui a formé le premier élément d'une vive inflammation et de suppuration. Si on admet cette supposition, on est également forcé d'admettre que trois périodes sont indispensables dans le développement de cette maladie : 1° L'introduction de pus, 2° une inflammation vive avec tous ses caractères, 3° une terminaison suppurative. Mais si l'affection chez notre malade a marché rapidement et presque immédiatement, si tous les signes inflammatoires de la poitrine ne se sont pas montrés, si le pouls, au lieu d'être fort, vigoureux et inflammatoire, offrait au contraire des caractères nerveux, il en résulte que ces abcès ne peuvent pas provenir de la destruction du parenchyme.

lèbre Morgagni connaissait très bien ces faits, car il donne à ce sujet des détails plus précis et plus exacts.

« *Quidam*, dit-il, *ex vulnere inflicto dextere capitis parti prope sagittalem suturam, cum meningum incisione mortuus est delirans et paralyticus. In capite duo inventa sunt apostemata quorum pus erat laudabile, alterum in substantia cerebri prope vulnus, alterum in cerebello posteriore. In thorace autem sanies multa et male deprehensa est, intra sinistris pulmonis ulcus cujus cavum majus erat dimidato ovi gallinacei.* » Il ajoute plus bas : « *Ne forte credas hæc thoracis apostemata ante vulnus jam fuisse, testatur Massa notum fuisse sibi hominem, neque unquam de ullo dolore conquestum, neque tussi vexatum, vel postquam vulneratus jacebat.* » Ces passages ne sont-ils pas suffisants pour confirmer notre manière de voir, et pour expliquer la formation des abcès pulmonaires comme résultat du transport du pus en nature ? De pareils faits ont été observés par d'autres praticiens renommés de nos jours, qui regardent ces phénomènes toujours consécutifs à l'inflammation veineuse. Nous sommes loin de nier la phlébite, qui le plus fréquemment est la cause des abcès métastatiques à la suite de plaies, mais nous sommes porté à croire que dans plusieurs cas où il n'y a pas de trace de phlébite ou d'inflammation veineuse, ces foyers purulents ne sont pas autre chose qu'un simple transport du pus absorbé.

Pour qu'un tel phénomène ait lieu, selon la manière de voir des partisans de la phlébite, il est nécessaire que les veines s'enflamment et qu'une sécrétion purulente se détermine entre les parois des vaisseaux. Cette sécrétion, après avoir parcouru la direction du sang, et après avoir irrité toute l'étendue des canaux, s'arrête dans les petites ramifications des veines pulmonaires, et y détermine une inflammation, qui se propage dans le parenchyme même de l'organe pulmonaire, et qui, après avoir subi toutes les phases d'une phlegmasie aiguë tombe en suppuration.

Dance, Bérard et Blandin partagent cette opinion, et ils admettent que si une irritation locale, quelle qu'elle soit, envahit une veine d'un certain calibre, une phébite intense aura lieu. En effet, deux choses sont nécessaires dans cette maladie, l'inflammation des vaisseaux et la sécrétion morbide, qui en se propageant dans les canaux, les irrite et les enflamme.

Ces faits sont incontestables, mais il n'est pas moins vrai qu'il y a d'autres faits qui confirment ma manière de voir, et il y a aussi quelques observations des partisans de la théorie de la phlébite qui viennent à l'appui de notre proposition. Si on examine d'abord chez le sujet de notre première observation, la marche de la maladie, il en résulte que les opinions de Dance, Bérard et Blandin ne sont pas suffisantes pour prouver les désordres pulmonaires, puisque l'autopsie n'a pas démontré l'inflammation des veines qui environnaient la vessie et la prostate, et que l'observation clinique n'a pas non plus démontré la moindre trace de phlegmasie dans l'appareil respiratoire. Si à ces caractères physiques nous ajoutons que notre malade n'a jamais été attaqué de catarrhe pulmonaire ni d'autres affections, nous pouvons conclure que le pus absorbé dans les appareils urinaires s'est transporté dans les poumons.

Mais, nous dira-t-on, pourquoi le poumon est-il plus fréquemment le siége de ces espèces de métastase purulente?

ter la confirmation des idées que nous avons émises plus haut. Nous pouvons citer également comme venant à l'appui de nos recherches, un autre passage de Morgagni, au sujet des abcès à la rate, au cœur, aux reins, par suite de plaies à la tête. « *Cavebis, si forte rem explicare aveas, ne ponas quidquam cum observationibus non consenties, quasi in plerisque, aut ferre, semper, aut quodponere Barbettus, non dubitat, in solum hepar et capite pus trasferretur.* »

Voilà donc que par une précédente expression : «*deponi,*» Morgagni fait remarquer qu'il a vu des dépôts purulents, et par le mot *trasferretur*, il admet que le pus provenant d'une plaie à la tête a fait un passage dans le foie.

Nous avons observé un autre exemple, également remarquable, à l'hôpital de la Charité, dans le service de M. Velpeau. Un jeune homme, âgé de 20 ans environ, est entré dans ce service au mois février 1845, pour une contusion à l'épaule droite ; quoique cette région devint le siége d'une inflammation et d'une suppuration, tout faisait espérer une terminaison heureuse, lorsque l'individu fut pris de frissons plus ou moins violents et répétés, accompagnés de fièvre et d'une légère aberration mentale, et d'autres symptômes qui annonçaient clairement un travail d'absorption ; le malade finit par succomber le 12 du mois de mars. Pendant la marche de la maladie, M. Velpeau observait tous les jours les viscères abdominaux et thoraciques ; mais l'examen le plus attentif ne fit pas découvrir le moindre désordre dans ces cavités.

L'autopsie, qui a eu lieu le 14, nous a fait voir qu'un abcès existait dans l'articulation huméro-scapulaire, et s'étendait dans les muscles voisins. La surface du cerveau et ses infractuosités étaient remplies de pus, les poumons étaient également le siège de foyers purulents petits et isolés ; le sang, examiné au microscope, présentait des globules de pus ; on a remarqué, en outre, que la surface du cerveau et ses enfractuosités étaient enduites de pus sans que la substance cérébrale fût attaquée. Le parenchyme pulmonaire même, qui environnait ces foyers, était sain et intact; il n'y avait ni rougeur, ni injection, ni, enfin, aucun signe qui pouvait faire soupçonner un travail inflammatoire. On n'a pas trouvé non plus ni de petites ecchymoses ni d'inflammation dans les veines de ces organes.

M. Velpeau, dans ses leçons cliniques, nous a clairement prouvé, que dans des cas pareils les symptômes inflammatoires manquent, et qu'il est difficile de diagnostiquer l'existence de foyers purulents dans les viscères. Ces observations ne prouvent-elles pas suffisamment l'absorption et le dépôt ?

Quelques médecins considèrent ces faits comme consécutifs de la phlébite. Dance nie l'absorption, et il affirme n'avoir jamais rencontré des abcès de cette nature, que dans les cas où il existait préalablement une inflammation veineuse; il est porté à croire que, dans les cas où cette inflammation n'a point été démontrée, on n'avait pas fait toutes les recherches nécessaires pour être autorisé à nier, d'une manière absolue, la présence de la phlébite. Il ne suffit pas, dit-il, de trouver du pus dans un organe sans caractère local d'inflammation, il faut encore s'assurer si ce pus n'a point été sécrété dans l'intérieur de quelque vaisseau même très éloigné du point où la matière a été sécrétée; et si l'on regarde, continue-t-il, cette absorption comme cause

Si on réfléchit, en outre, que ces foyers purulents des poumons étaient multiples, isolés et circonscrits du tissu sain, on verra que la force désorganisatrice n'est pas suffisante pour les expliquer, parce qu'une inflammation franche ne limite pas ordinairement ses ravages dans un point circonscrit ; elle se propage, s'étend, même sur les parties environnantes, avec plus ou moins d'intensité.

On peut remarquer en outre que ces abcès se développent fréquemment sans douleur, comme il est arrivé chez le sujet de notre observation, et que quelquefois leur existence n'est constatée que par l'autopsie.

Bertrandi en parlant des abcès du foie vient à l'appui de cette vérité. « Ces abcès, dit-il, se forment le plus souvent sans qu'on s'en aperçoive ; j'en ai trouvé dans plusieurs cadavres après les blessures de tête dont on n'avait pas eu le moindre soupçon. » Or, cette insensibilité, qui empêche les malades de fournir des renseignements précis sur leur état, et souvent l'ignorance de la part du médecin sur la cause des phénomènes qu'il observe, sont très ordinaires dans les cas de suppuration provenant de la pénétration du pus dans le sang par l'absorption, et par les dépôts établis dans les différents viscères ; tandis que les phlegmasies désorganisatrices se montrent avec des signes tout à fait différents de ceux que nous avons observés dans la marche de la maladie chez notre malade, c'est-à-dire, avec des caractères inflammatoires visibles au premier coup-d'œil.

Quant à la seconde proposition émise par M. Cruveilhier, nous sommes complètement de son avis, c'est-à-dire que si une molécule de pus est introduite dans les canaux veineux ou même lymphatiques elle excite une inflammation vive et une suppuration. Plusieurs faits confirment la vérité de cette doctrine; je me borne à en citer un seul : Un malade âgé de 22 ans, de tempérament lympathique, est entré à l'hôpital de la Charité, pour un engorgement aux ganglions axillaires par suite d'une légère piqûre à la paume de la main, dont il était guéri depuis quelques jours. M. Velpeau a donné, dans ses leçons cliniques, des explications très rationelles sur l'étiologie de cette maladie. Il faisait remarquer comment une molécule de pus échappée de la blessure avait parcouru les vaisseaux lymphatiques sans les irriter, jusqu'à ce que, parvenue dans les ganglions correspondants, elle se soit arrêtée en provoquant par sa présence tous les signes d'une inflammation qui ne tarda pas à se terminer par une suppuration abondante. Nous trouvons des exemples pareils dans les écrits de Morgagni. Voici l'explication qu'il donne de ces phénomènes : « *Videtur autem secundum eas observationes pus in viscera aliunde inventum, non puris semper forma deponi, sed haud raro saltem nonnullas ejus particulas cum sanguine permixtas et prorsus disjunctas, in augustiis quibusdam, fortasse glandularum lymphaticarum hærere; easque, utin veneorum bubonum productione fit obstruendo, aut irritando, eoque humores præterituros retinendo distendere; et multo copiosioris quam quodadvectum est, puris generationi, a rigoribus illis et horroribus significatæ causam præbere.* »

Ces faits semblent, au premier abord, contraires à notre hypothèse ; mais si l'on réfléchit sur les mots : « *non puris semper forma deponi,* » on conçoit facilement que, si dans Morgagni on trouve un argument à l'appui de l'opinion de M. Cruveilhier, il n'est pas moins vrai qu'on peut consta-

des abcès, je ne vois pas pourquoi toute espèce de lésion ou de plaie à la tête ne se complique pas des mêmes accidents. L'auteur ne pense pas non plus que la pénétration du pus dans le torrent circulatoire, produite par l'absorption, puisse déterminer des accidents aussi graves et des désordres aussi profonds. Mais nous ferons remarquer, à cet égard, que dans les dépôts consécutifs de la phlébite, il y a presque toujours des signes qui annoncent une inflammation locale; en effet, il n'est pas difficile de voir dans les environs des plaies qui forment le point de départ, une rougeur, un gonflement plus ou moins apparent, et particulièrement une douleur très sensible sous la plus légère pression. C'est sur cette douleur consécutive des amputations au moignon, qu'Hunter se fondait pour diagnostiquer, et déterminer une phlébite intense et mortelle, tandis que dans l'absorption simple du pus et dans son transport en nature, ou la phlébite n'a pas lieu, ou la plaie qui suppure est presque insensible.

Si on fait attention, d'ailleurs, au mode de développement de la maladie, on observe facilement, que quelquefois les individus affectés de plaies suppuratives, et qui semblent hors de danger, sont pris tout à coup de frissons plus ou moins répétés, de fièvre, de délire et de tous les symptômes qui annoncent une introduction de pus dans le torrent circulatoire, comme nous l'avons fait remarquer dans notre observation précédente. Si l'opinion de Dance était fondée, c'est-à-dire si les abcès dont nous parlons étaient un produit de la sécrétion des parois veineuses, on devrait supposer une inflammation préalable dans les veines, et c'est pour cela que nous ne comprenons pas comment une inflammation vive, qui passe en suppuration, ne se montre pas avec des caractères locaux ou généraux, lorsqu'on sait que la plus légère phlébite détermine des douleurs intenses et une réaction générale dans l'économie. Il arrive fréquemment que le plus éger examen suffit pour constater la présence de la phlébite; en effet, si l'on promène les doigts tout autour de la plaie, et surtout si elle est fournie de nombreuses veines, on aperçoit des cordons durs, forts, résistants, à peu près comme les tendons logés sous la peau, phénomène qui n'existe pas à l'état normal, et qui n'est autre chose que la veine enflammée. Voilà donc une phlébite aiguë, déterminant des désordres aussi profonds, qui peut être facilement constatée par des médecins même peu exercés.

Les signes différentiels que je viens d'exposer entre les dépôts proverant de la sécrétion purulente des veines, et ceux qui sont le résultat de l'absorption et du simple transport du pus en nature, sont toujours confirmés par des faits. Citons un exemple à l'appui.

Un jeune homme, âgé de 18 ans environ, fut reçu dans le service de M. Velpeau pour une douleur à la partie supérieure de la cuisse, près du grand trocanter. Ce chirurgien, croyant avoir affaire à une congestion, soumit le malade à un pansement antiphlogistique; la douleur a cédé; une suppuration s'établit, et le malade fut un peu soulagé; mais la douleur reparut d'une manière si intense, que les mouvements de la cuisse et la pression, qu'on employait sur cette région étaient insupportables. A ces phénomènes, dont on ne pouvait donner aucune explication suffisante, succédèrent tous les signes d'une absorption purulente. Le malade succomba, et l'autopsie a démontré une collection de pus dans le grand trocanter, et particulièrement dans l'insertion des muscles fessiers, et dans la capsule du fémur; on a trouvé, à l'aide du microscope, des globules de pus mêlés au sang; de petits foyers purulents existaient dans les poumons. M. Velpeau a fait remarquer avec raison, que la mort de l'individu n'a pas été le résultat d'un abcès, mais plutôt de l'infection purulente occasionée par la phlébite.

Dance rapporte l'observation d'une femme âgée de 36 ans, qui, à la suite d'un accouchement, fut prise d'une métrite intense et d'une inflammation des veines hypogastriques, des ovaires et du ligament rond. Une douleur vive existait pendant la marche de la maladie, qui augmentait au moindre toucher, et qui annonçait clairement une phlébite dans cette région. Enfin, après une foule de symptômes, la malade succomba. L'autopsie a constaté l'inflammation veineuse, et un nombre considérable de noyaux purulents dans les poumons, dans la rate et sur la surface des articulations. Ce fait est d'autant plus significatif, qu'il a beaucoup d'analogie avec notre première observation, par la raison que, dans le cas rapporté par Dance, la poitrine du malade était dans une parfaite sonoréité, et le tissu pulmonaire qui environnait ces abcès, était sain et intact.

Nous trouvons dans les recherches de Dance, lui-même, des passages qui confirment la thèse que nous voulons soutenir. En effet, pour montrer que les abcès au foie, à la suite de plaies à la tête, ne sont pas idiopathiques, mais provenant du transport du pus, cet auteur s'exprime ainsi : « La rougeur, le ramollissement même, qui surviennent à une certaine période, autour des abcès, n'est pas non plus une preuve péremptoire de leur nature idiopathique, car ces traces d'inflammation peuvent être consécutives au transport du pus dans le parenchyme de cet organe. » Il est donc évident, que Dance admet le passage du pus en nature, et le dépôt de cette matière dans le parenchyme du foie.

Si nous faisons maintenant l'application de ces idées, à ce qui a rapport au parenchyme pulmonaire, c'est-à-dire que si quelquefois au lieu de trouver sain et intact le parenchyme environnant ces abcès, on le trouve injecté, on n'a pas le droit de conclure que ces foyers proviennent de la force désorganisatrice provoquée par une molécule de pus dans les dernières ramifications veineuses, par la raison que les dépôts purulents passifs eux-mêmes, qui se forment dans cet organe, peuvent consécutivement irriter les parties voisines.

Si nos adversaires admettent qu'une molécule de pus, provenant d'autres organes en suppuration, peut s'infiltrer dans le tissu pulmonaire et provoquer une inflammation aux dépens du tissu, pourquoi n'admettrait-on pas qu'une série de molécules mélangées au sang puissent se déposer dans le parenchyme des poumons, et former un abcès métastatique?

Les praticiens qui nient la formation des abcès par le transport du pus en nature, supposent que ce pus, avant de pénétrer dans les organes, se mêle d'abord au sang, qu'il altère d'une manière spéciale; de cette altération il résulte des inflammations également spéciales, et les suppurations alors ne seraient pas la conséquence du transport du pus en nature. Les premiers degrés des abcès des poumons, disent les praticiens sus-indiqués, ne sont pas des infiltrations purulentes, encore moins des abcès tout formés, mais une petite ecchymose, un point noir, puis un engorgement compacte dans lequel se développent l'inflammation, la suppuration et la désorganisation du tissu. Ils ne conçoivent pas comment ces engorgements seraient capables de se convertir en foyers liquides sans aucun travail inflammatoire préalable ; ni comment une si grande quantité de matière purulente, en supposant qu'elle fût uniquement le produit de la métastase, pourrait provenir de la suppuration qui quelquefois se développe dans une plaie de petite dimension.

Il est impossible de nier l'altération du sang admise par Bohéraave; cette doctrine est devenue incontestable par les travaux des médecins modernes; mais il me sera facile de prouver que les abcès en question peuvent avoir lieu indépendemment des petites ecchymoses, qu'on considère comme le noyau d'une inflammation; j'ajouterai aussi que le pus peut passer d'un organe à un autre sans que le sang s'altère.

Si une ecchymose, si un point noir envahit une portion de tissu pulmonaire, il est nécessaire et indispensable, qu'une vive inflammation se détermine, accompagnée de tous les symptômes qui lui sont propres, et particulièrement de la douleur, qui ne manque jamais dans les cas de pneumonie avec tendance à la suppuration. Or, nous avons déjà dit, en rapportant nos observations sur les abcès métastatiques des poumons, que les signes inflammatoires de ces organes, la douleur surtout, avaient complétement manqué; j'insiste sur ce dernier symptôme, que je considère comme un caractère diagnostique différentiel entre les abcès par dépôt et ceux qui proviennent par l'inflammation désorganisatrice.

Pour prouver que le pus peut quelquefois parcourir le torrent circulatoire sans altération du sang, je cite l'observation suivante.

Un individu très robuste, de tempérament sanguin, fut pris d'une pneumonie aiguë. On employa les moyens antiphlogistiques, des vésicatoires au bras, à la poitrine, aux membres inférieurs. Ces révulsifs appliqués au début de la maladie étaient presque desséchés au troisième jour, lorsque, tout à coup, vers le septième jour, on a été étonné de voir ces exutoires s'aviver et donner une grande quantité de pus; des abcès se sont également formés autour de ces plaies. Ces phénomènes soulagèrent le malade, et les poumons se débarrassèrent complétement. Il est certain que dans ce cas le pus a dû être absorbé, et a dû parcourir le torrent circulatoire, avant de venir se déposer dans ces émunctoires. Mais pendant ce travail, le pus a marché avec le sang sans l'altérer, et au lieu d'observer les signes d'infection purulente, on voyait, au contraire, l'individu éprouver de jour en jour une amélioration sensible. Nous reviendrons sur ce fait lorsque nous nous occuperons de démontrer le mécanisme de l'absorption du pus, et les moyens par lesquels se forment des dépôts purulents.

Enfin il nous reste à prouver comment une plaie d'une petite étendue et qui suppure sur une surface très circonscrite, peut être la source d'une grande quantité de pus qu'on rencontre dans un viscère très éloigné. Il nous suffit, pour répondre à cette objection, de citer le passage suivant de Morgagni : « *Fuit et sanies manifesta in sinistræ cordis auriculæ facie exteriore, quæ tota etiam ulcerata. Sed in ventriculo etiam cordis dextro, in columna carnea apostema erat notabile ascendens usque ad unam ex valvulis, ipsam quoque tumori notabili et apostemoso tumentem.* » Si nos adversaires expliquent par la force désorganisatrice les abcès que nous croyons métastatiques, ils se trouveraient très embarrassés pour expliquer ce fait remarquable de Morgagni ; car on ne conçoit pas comment une colonne charnue du cœur, dont la structure est si mince, puisse donner, par la désorganisation de ses molécules, et par la destruction de sa propre substance, une tumeur aussi étendue ; on ne conçoit pas non plus comment une valvule, dont la structure est encore plus délicate, puisse renfermer une grande quantité de pus.

Nous rappellerons à cet égard ce que nous avons constaté dans l'autopsie de l'individu qui a fait le sujet de notre troisième observation. La surface du cerveau, et particulièrement la surface antérieure de la pie-mère était enduite d'une couche purulente, sans que la structure de cet organe fût aucunement attaquée. D'où provenait-il donc ce pus ? est-ce de la destruction de la substance cérébrale ? de la force désorganisatrice ? Certes, non, car le cerveau était intact.

Enfin, pour confirmer davantage la vérité de notre opinion, nous exposerons quelques cas pratiques rapportés par Dance et par M. Velpeau.

Le premier de ces auteurs fait remarquer qu'à la suite des plaies, non seulement on trouve du pus dans les poumons, dans la rate, dans le cœur, mais encore dans les articulations.

M. Velpeau cite un grand nombre de faits, qui prouvent que dans les cas de collections purulentes dans les articulations, après avoir vidé le pus qu'elles contenaient, on n'a pu constater la moindre trace d'altération organique dans les tissus de l'organe.

Il est donc incontestable que, dans les observations que nous venons de rapporter, les abcès ne sont pas le résultat d'une lésion des éléments organiques.

Examinons maintenant les signes diagnostiques différentiels des abcès idiopathiques et des abcès qui résultent du transport du pus dans les organes articulaires. Nous avons constaté, un grand nombre de fois, que dans les abcès articulaires idiopathiques, il y a des douleurs atroces qui se calment quelquefois en faisant exécuter un léger allongement au membre, afin d'écarter les surfaces articulaires les unes des autres ; les mouvements du membre sont difficiles et même impossibles ; l'inflammation quelquefois se propage à l'extérieur ; il n'est pas rare d'observer un boursoufflement de la peau et un gonflement tout autour de l'articulation, et si l'on touche cette région, on sent les parties molles dans une tension et dans un tiraillement manifeste qui peut provenir ou de la turgescence inflammatoire persistante dans la capsule articulaire, dans les ligaments, dans les muscles, ou bien dans l'épanchement purulent, qui s'étant formé dans la capsule, la distend et refoule les parties environnantes. D'autres fois on voit la capsule se corroder, et le pus se faire une issue à l'extérieur.

Tâchons, en quelques mots, d'expliquer comment les individus affectés de ces sortes d'abcès éprouvent du soulagement en allongeant le membre malade.

On sait que les cartilages d'encroûtement sont très sensibles à l'état inflammatoire; si les ligaments enflammés ne font que se raccourcir et rapprocher les surfaces les unes contre les autres, alors on conçoit facilement que la pression excessive entretenue par le membre en repos, augmente la douleur, et pourquoi la distension, qui écarte les surfaces articulaires, soulage les malades. Ces faits servent également à détruire l'opinion émise par quelques physiologistes sur la prétendue insensibilité des cartilages d'encroûtement.

Mettons de côté ces questions étrangères à notre sujet; et voyons ce que l'on observe dans les autopsies des abcès idiopathiques. Les cartilages sont détruits, la capsule corrodée et quelquefois les têtes osseuses participent à cette lésion organique, ainsi que nous l'avons observé sur une pièce pathologique présentée à la clinique de la Charité par M. Velpeau.

Un sujet portant un vaste abcès dans l'articulation fémorale succomba quelque temps après son entrée à l'hôpital. A l'ouverture du cadavre, non seulement on trouva la tête du fémur détruite, mais encore on constata que la cavité cotiloïde communiquait avec le bassin par une grande perforation.

Les symptômes qui ont lieu dans les abcès articulaires causés par le transport du pus en nature, sont différents de ceux que nous venons d'énumérer pour les abcès idiopathiques.

Dans les abcès produits par le transport du pus en nature, il n'y a ni gonflement ni tension dans l'articulation; les malades ne se plaignent pas de douleur, ils accusent seulement, et pas même toujours, une sensation de torpeur dans l'articulation; les mouvements du membre ne sont point gênés, les malades peuvent marcher sans souffrir, et c'est pour cela qu'il est difficile quelquefois de diagnostiquer la présence du pus dans les articulations. Ordinairement il n'est constaté que par l'autopsie. Enfin, on ne rencontre presque jamais des lésions organiques dans les cartilages et dans les os; les injections vasculaires de ces organes sont également très rares.

De ce que nous venons d'exposer, on peut aisément conclure qu'il n'y a que deux espèces d'abcès, les uns idiopathiques, les autres métastatiques.

On voit que les petites ecchymoses, considérées par Dance comme l'élément des abcès métastatiques ne sont pas toujours indispensables dans la production de cette maladie. Aussi nous ne pouvons pas comprendre comment quelques praticiens modernes adoptent exclusivement une opinion contraire à l'observation journalière; car si on admet qu'un point noir ou une petite ecchymose forme le noyau d'une inflammation désorganisatrice, si on prétend que le pus provient de la destruction organique et non pas du transport en nature, comment expliquer ces collections purulentes dans les articulations sans que celles-ci soient jamais attaquées?

Enfin, non seulement ces abcès peuvent exister sans de petites ecchymoses; mais ainsi que nous l'avons démontré en exposant les signes diagnostiques différentiels, la phlébite elle-même n'est pas indispensable à la production de cette maladie. Ajoutons que, d'après les recherches de M. Tessier, on est forcé d'admettre que la phlébite suppurée ne peut pas donner de collections métastatiques, parce que le passage du pus est impossible, attendu que cette matière, pendant toutes les périodes de l'inflammation veineuse, est séquestrée dans le canal de la veine par des caillots et des fausses membranes.

M. le professeur Cruveilhier (1), en parlant de la phlébite, dit : « Le premier effet de la phlébite, quelle qu'elle soit, c'est la coagulation du sang aux parois des vaisseaux. » Ainsi au début de la phlébite, les veines sont constamment enflammées, et si le pus ne se rencontre qu'après la formation des caillots, qui bouchent la veine, on comprend que la matière purulente n'a plus un libre passage pour produire une infection dans d'autres organes.

J'ai vu à la Charité un cas de varices inflammées à la jambe; après un traitement antiphlogistique et l'emploi de l'onguent mercuriel, la guérison ne se fit pas attendre, et nous avons pu constater par le toucher des caillots assez volumineux.

Dance, en rapportant un cas de phlébite utérine, dit : « On voyait encore dans l'épaisseur des parois de l'utérus, un nombre considérable de vaisseaux béants, égalant pour la plupart une plume à écrire, fournissant une matière purulente, dont on augmentait l'écoulement par la pression. » Il ajoute plus bas : « Enfin, les deux veines ovariques étaient transformées, jusque au milieu de leur hauteur, en cordons solides et volumineux dans l'intérieur desquels on

(1) Dict. de méd. et chir. prat.

trouvait des fausses membranes épaissies et adhérentes à leurs parois. Ces altérations ne s'étendaient pas aux autres veines de l'abdomen. » Ainsi donc, l'écoulement purulent sécrété par des veines et s'augmentant par la pression, était dû à ce que les caillots sanguins empêchaient le pus de passer dans le sang et le forçaient à s'échapper plutôt par les ouvertures des veines béantes.

En me livrant, il y a quelque temps à des exercices pratiques sur les cadavres, dans les amphithéâtres de l'école pratique, sous la direction de M. Chassaignac, j'ai vu qu'une femme morte d'éléphantiasis cancéreuse avait les veines saphènes et ses diramations très variqueuses; des caillots sanguins durs et compactes bouchaient le calibre des veines; et j'ai constaté que des globules purulents bien reconnaissables existaient au dessous de ces grumeaux sanguins. D'après tout ce que nous venons de dire, on doit conclure que la phlébite ne peut pas primitivement donner des abcès métastatiques, car le cours circulatoire étant intercepté par des caillots, le pus sécrété par les parois veineuses ne peut pas se transporter dans d'autres organes.

Or, si d'après les observations de Dance et de M. Cruveilhier, et d'après les faits que nous avons observés nous-mêmes, l'obstruction des veines par des caillots s'oppose au passage du pus, comment expliquer ces abcès métastatiques qui résultent incontestablement de la phlébite? Nous croyons que ce résultat peut s'expliquer par la loi d'absortion. Ainsi il arriverait ici ce qu'on observe quelquefois dans les cas de résorption des caillots contenus dans le sac anévrismatique.

Cette explication, que je crois la plus probable, ne détruit point ce que nous avons dit auparavant, c'est-à-dire que quelquefois les abcès métastatiques peuvent être le résultat d'une phlébite; car dans ces cas il faut considérer l'inflammation des veines comme un foyer quelconque, et non pas comme un moyen de transport, ainsi que l'ont cru quelques auteurs. En effet, si l'absorption peut s'emparer du pus contenu dans un viscère quelconque, le transporter dans d'autres organes et former des abcès métastatiques, on comprend facilement qu'à l'aide du même procédé le pus contenu dans les veines enflammées est résorbé et transporté dans le torrent circulatoire.

De tout ce que nous avons dit jusqu'à présent, il résulte également que la phlébite n'est très grave que lorsqu'il y a une sécrétion abondante de pus dans les parois veineuses, et que cette matière purulente a été absorbée. En effet, l'inflammation d'une veine sous-cutanée ne sera jamais mortelle et ne déterminera pas des accidents sérieux si l'absorption n'a pas lieu; ordinairement la maladie se termine par résolution ou bien par un abcès local. Ainsi donc, le point de départ de presque tous les abcès métastatiques est tantôt dans le transport direct et immédiat du pus en nature par les veines béantes à la surface d'une plaie, tantôt dans le phénomène de la résorption. Mais, disent les adversaires de cette doctrine, si le pus d'une plaie peut passer dans le torrent circulatoire et se déposer dans d'autres organes, pourquoi ne constate-t-on pas le même phénomène dans toutes les plaies suppurantes? Nous leur objecterons à notre tour : pourquoi un cancer de la mamelle ou d'une autre région borne-t-il quelquefois ses ravages dans un point circonscrit, d'autres fois, au contraire, envahit-il les ganglions lymphatiques, en bouleversant toute l'économie? Pourquoi un virus s'arrête-t-il quelquefois dans un organe, et quelque autre fois s'étend-il par tout le corps?

Le phénomène d'absorption lui-même, dans les cas dont nous venons de parler, a été le sujet de beaucoup de controverses. Nous pourrions citer une foule de cas qui prouvent jusqu'à l'évidence que les objections de nos adversaires ne sont pas fondées. Bornons-nous aux observations suivantes.

Une femme âgée de 45 ans, portait, à la fosse iliaque gauche, une tumeur qui s'avançait jusque sur la région lombaire; cette tumeur était accompagnée de symptômes inflammatoires qui furent combattus à l'aide des antiphlogistiques. Dans cet état, survint une fièvre précédée de frissons, qui s'étendaient le long de la colonne vertébrale; l'accès fébril se terminait par des sueurs abondantes. Les urines étaient rouges et peu abondantes au début de la maladie; elles s'augmentèrent plus tard et contenaient une grande quantité de pus. On soupçonnait un abcès aux reins, lorsqu'une autre tumeur se manifesta à l'aine correspondante, avec fluctuation : on en fit l'ouverture qui donna issue à deux litres de pus environ. La malade fut soulagée; les symptômes cessèrent, l'urine reprit sa quantité et qualité normale, et, le ventre étant débarrassé, on a pu diagnostiquer, non pas un abcès aux reins, car cet organe et ses fonctions étaient à l'état normal, mais une collection purulente développée dans la fosse iliaque, qui se prolongeait le long du muscle psoas. On voit donc que la présence du pus dans la vessie ne peut s'expliquer que par le phénomène de l'absorption.

Dupuytren rapporte l'observation d'un homme reçu à l'Hôtel-Dieu, pendant l'année 1822, pour une affection cancéreuse qu'il portait à l'extrémité inférieure de l'avant-bras. Il pratiqua l'amputation à quatre pouces au dessus du cancer, et la plaie fut rapprochée immédiatement avec des bandelettes agglutinatives. Tout alla bien pendant une douzaine de jours; la plaie fournissait une bonne suppuration et commençait à se réunir, lorsque tout à coup se manifestèrent des frissons violents suivis de fièvre, de chaleur et de soif, qui finirent par faire succomber le malade. A l'ouverture du cadavre on trouva de petits foyers purulents dans l'interstice des muscles, au dessus du moignon. La surface des poumons offrait cinq à six abcès de la grosseur d'une aveline. Les uns, dit cet auteur, étaient entièrement convertis en foyers liquides, les autres ne présentaient que du pus à l'état d'infiltration. Ces faits, et tant d'autres, que nous pourrions corroborer par les témoignages de Hunter et de quelques autres praticiens, ne prouvent-ils pas suffisamment le phénomène d'absorption purulente, et en même temps du dépôt de pus en nature? Peut-on expliquer différemment un certain nombre d'affections, celles, par exemple, qui se manifestent épidémiquement, qui naissent au milieu des miasmes et des effluves putrides, qui tiennent à des substances vénéneuses, à l'intoxication?

L'examen chimique comparatif de la matière purulente n'a fait que me confirmer dans les idées que je viens d'émettre. Je pris 30 grammes de pus provenant de la destruction des parties molles; je l'ai soumis à la distillation sèche, et il a donné pendant cette opération tous les produits généraux de la distillation des matières organiques; ensuite j'ai fait brûler la partie carbonisée au contact de l'air, et j'obtins une cendre d'une couleur jaune rougeâtre, qui était composée de carbonate de soude. Le sel mis en contact de l'acide nitrique fut dissous avec effervescence et dégagement d'acide carbonique.

Pour établir une comparaison entre les abcès idiopathiques et les abcès métastatiques, j'ai pris du pus d'un individu portant un engorgement aux ganglions de l'aine et un abcès dans la même région, à la suite d'une vaste carie du tibia avec plaie suppurante. Le pus étant dans la même proportion de celui pris sur un abcès idiopathique, a été soumis à la même analyse, et j'ai constaté, outre les principes organiques et le sel de soude, une petite quantité de magnésie, et particulièrement une quantité excédante de phosphate et de carbonate de chaux. Je n'ai pas répété ces expériences un grand nombre de fois; mais puisqu'il est prouvé aujourd'hui, par les travaux de M. Darcet, que le pus provenant d'une tumeur accompagnée de carie contient du phosphate de chaux, on comprend facilement que si l'on trouve ce sel dans le pus d'un abcès métastatique, on ne peut pas l'expliquer autrement que par le passage direct et immédiat à l'aide des vaisseaux béants, ou par le transport à l'aide du phénomène de l'absorption. Enfin, nous allons répondre en quelques mots à ceux qui, considérant le pus comme un poison, en nient l'absorption. Nous nous bornons à rappeler les belles expériences de M. Orfila ; on sait qu'après avoir introduit de l'acide arsénieux dans les plaies faites aux cuisses des chiens, cet expérimentateur tue l'animal deux heures après l'opération, et il constate que non seulement le poison est répandu dans toute l'économie, mais il trouve un nombre multiple de taches arsénicales à l'état de métal, répandues dans toute la muqueuse du tube gastro-entérique.

Je me sers de cette expérience pour établir, d'un côté, l'analogie entre l'absorption de cette substance métallique et celle du pus, et, d'une autre part, l'a nalogie du dépôt arsénical avec les dépôts purulents.

Que se passe-t-il dans un cancer lorsqu'on voit les vaisseaux lymphatiques et les ganglions s'enflammer, s'engorger et participer à la même maladie? n'est-il pas probable que les molécules cancéreuses, après avoir été absorbées, passent par les canaux lymphatiques et s'arrêtent dans les ganglions correspondants.

Les résultats de la méthode endermique ne viennent-ils pas à l'appui de notre proposition? En effet, les substances médicinales appliquées sur le derme dénudé naturellement ou artificiellement, ne produisent-elles pas sur l'économie les mêmes phénomènes que si elles avaient été introduites dans le tube intestinal?

Avant de terminer ce travail, il nous reste démontrer comment le pus peut se déposer en nature dans les organes.

Ce sont toujours les faits et les observations cliniques que nous invoquons. On sait que les malades qui succombent à l'absorption purulente, présentent du pus presque fréquemment dans la surface de toutes les membranes, c'est-à-dire dans la face supérieure de la pie-mère, dans les surfaces articulaires, dans les muqueuses en général, dans les cellules pulmonaires, et même dans les plèvres. Si on observe, en outre, que lorsque l'organisme renferme quelques matières nuisibles à sa propre existence, les membranes sus-indiquées se chargent de l'en débarrasser, il est facile de comprendre que le pus sécrété par ces membranes doit se déposer en nature. En effet, lorsqu'on fait l'autopsie des personnes qui ont succombé à l'infection purulente, on ne trouve du pus que dans les organes de sécrétion.

Les sécrétions calcaires d'un arthritique ne sont-elles pas de véritables dépôts? ne sont-elles pas des éliminations morbides?

On m'objectera peut-être que j'ai observé du pus dans les parenchymes pulmonaires, et non pas à la surface des plèvres. Est-ce que la surface interne d'une cellule pulmonaire, couverte d'une membrane muqueuse n'est pas un point de sécrétion? Est-ce que le carbone lui-même n'est pas sécrété de ces cellules? Dans les affections de l'iliaque ne trouve-t-on pas de petits calculs dans l'espace des cellules? Peut-on expliquer autrement la disparition quelquefois soudaine du pus qui se transporte dans les reins pour être expulsé avec les urines? Nous avons déjà rapporté une observation de ce genre.

C'est par le même mécanisme que nous pouvons expliquer les phénomènes fâcheux d'arachnitis qui survient fréquemment dans les opérations chirurgicales? Il en est de même des abcès qu'on rencontre dans le foie à la suite de plaies suppurantes à la tête. La simple irritation lymphatique admise par Bertrandi et Pouteau, n'est pas rationnelle. Nous pouvons en dire autant des expériences de Richerand, qui tendaient à démontrer que ces abcès étaient le résultat d'un ébranlement ou d'une contusion éprouvée par le foie, en même temps que les lésions traumatiques avaient lieu du côté de la tête. En effet, l'observation journalière nous démontre que les sujets qui tombent de très haut, et dont la tête n'est pas blessée, n'ont pas d'abcès au foie. Enfin, la gastrite qu'on observe constamment, et qui dans les pays chauds est un accident consécutif des opérations chirurgicales, dépend aussi, à mon avis, de ce que la matière morbide étant transportée dans cet organe, l'irrite et l'enflamme.

Pour mieux confirmer la vérité de la doctrine du dépôt du pus en nature dans les organes de l'économie, je rappelle l'expérience de M. Orfila, qui après avoir introduit de l'acide arsénieux dans les plaies faites aux cuisses des chiens, a vu la membrane muqueuse du tube digestif parsemée d'un grand nombre de taches d'arsenic métallique.

Ainsi donc tous les produits morbides, toute espèce de matière purulente résorbée et déposée dans les organes, ou mise en contact avec des tissus vivants, détermine une foule de maladies très graves.

Demande-t-on pourquoi les abcès aux poumons se forment si rapidement? Je répondrai à cette objection par des faits tirés également de la toxicologie, et surtout des expériences de M. Orfila : on sait qu'un poison est d'autant plus promptement expulsé que sa vertu vénéneuse est plus forte. Si donc le pus introduit dans l'économie est un poison nuisible, on doit facilement comprendre que l'apparition de ces abcès doit être très rapide.

Les anciens médecins tels que Boërhaave, Wanswéeten, Baglivi, Sydenham n'avaient-ils pas raison de dire qu'il y a une crise lorsque, dans une fièvre grave, on voit les symptômes les plus alarmants suspendre tout à coup leur marche et se terminer subitement par le retour à la santé, après l'apparition soudaine et imprévue de quelques suppurations extérieures indépendantes de tout travail local d'inflammation? Ne voit-on pas là de véritables dépôts de pus en nature! N'est-il pas permis de penser que le sang s'est débarrassé de la matière purulente? Pouvons-nous dire dans ces cas que le pus provient du travail local d'inflammation ou de la destruction de molécules organiques? Y a-t-il ici phlébite? N'y a-t-il donc pas une parfaite analogie entre ces abcès critiques et ceux que nous avons observés dans les poumons des malades dont nous avons rapportés l'histoire? abcès que nous avons considérés comme le résultat du transport du pus en nature provenant d'organes même très éloignés. Nous présentons ces observations à l'examen des médecins dégagés de tout esprit de système.

CONCLUSIONS.

De ce qui vient d'être exposé, nous croyons pouvoir conclure que les abcès métastatiques peuvent être le résultat de la phlébite après que le pus sécrété par les parois veineuses a été absorbé et transporté dans le torrent circulatoire.

Nous croyons aussi, d'après les faits que nous avons rapportés, qu'une plaie suppurante, quelle qu'elle soit, peut être la source et le point de départ des abcès métastatiques sans qu'il y ait de phlébite, et cela par la loi d'absorption.

Pour le mécanisme de la formation des abcès, nous admettons les opinions de M. Cruveilhier, c'est-à-dire que si une molécule de pus s'échappe de la plaie et s'arrête dans quelque organe, elle y forme le noyau d'un abcès. Nous considérons, comme probables, les opinions de ceux qui pensent que le sang altéré et rendu plus liquide s'extravase et s'infiltre à la manière d'une ecchymose, laquelle peut former le noyau d'une inflammation locale, et par conséquent donner lieu à un abcès aux dépens des molécules organiques.

Enfin, nous croyons que le pus peut se déposer en nature dans les organes, parce que des faits incontestables et des autopsies assez nombreuses ont confirmé la vérité de cette doctrine.

TRAITEMENT.

Les abcès, dont nous venons de parler, pouvant se former, soit par le dépôt du pus en nature, soit par une ecchymose, soit par une inflammation provoquée par une molécule purulente arrêtée dans un organe; enfin, le point de départ de ces abcès se trouvant dans le passage immédiat ou médiat du pus, il est facile de comprendre que le traitement doit varier d'après ces différents états pathologiques. En effet, si chez un individu, les abcès métastatiques ont lieu par la présence d'une molécule purulente arrêtée dans les poumons, selon la théorie de M. Cruveilhier, alors les saignées générales, les révulsifs aux membres, les déplétions sanguines locales seraient avantageuses. Au contraire, si chez un autre sujet, ce genre d'abcès est occasionné par le simple transport ou par le dépôt du pus en nature, on ferait une médecine très nuisible en employant les saignées générales et locales, par la seule et fausse hypothèse, que le pus dans les poumons n'est autre chose que le résultat d'une inflammation désorganisatrice. Dans ces cas-là, on doit substituer aux antiphlogistiques, les diurétiques, les sudorifiques, les vésicatoires aux bras et aux jambes, et l'on doit recourir particulièrement à l'administration du calomel à haute dose, qui jouit de très bons effets, et que, dans ces cas, je suis étonné de ne voir jamais employer dans les salles de chirurgie de Paris, où un certain nombre de malades succombent à la résorption purulente, par suite d'opérations quelquefois très simples. La pratique a confirmé ces remèdes comme les plus efficaces dans cette maladie, car ils facilitent les procédés, par lesquels la nature médicatrice débarrasse le sang des globules purulents.

M. Blandin administre avantageusement l'eau de Luce dans l'intention d'augmenter les sécrétions urinaires, et surtout les sueurs qui constamment arrosent toute la surface du corps des individus affectés d'infection purulente ; et c'est par ces voies que cet habile praticien débarrasse les fluides de la matière nuisible qu'ils renferment; en effet, si on soumet au microscope la sueur morbide et *critique*, qu'on nous permette cette expression, on aperçoit des globules amorphes, dont la nature est difficile à déterminer, mais qui offrent toujours des caractères différents de la sueur normale.

Non seulement, il est urgent d'attaquer énergiquement les abcès métastatiques, mais il faut encore se mettre en garde, craindre leur formation, et la prévenir tant qu'il sera possible en fixant toute l'attention du côté de la plaie, qui est le foyer principal et le point de départ des dépôts purulents. Ainsi, par exemple, si après une opération, les veines qui environnent la blessure s'endurcissent, s'enflamment et sont douloureuses, alors les saignées coup sur coup, les frictions d'onguent napolitain, les réfrigérants localement employés, sont indispensables pour combattre l'inflammation et pour prévenir la sécrétion du pus dans l'intérieur de ces canaux, pus, qui plus tard déterminerait une infection générale.

Si, au contraire, un nombre considérable de veines béantes existent à la surface d'une plaie suppurante, ou bien, si le pus d'une plaie dépourvue tout à fait de veines béantes entre dans la circulation par le passage immédiat, c'est-à-dire par l'absorption, sans qu'il y ait phlébite, alors la méthode antiphlogistique locale serait dangereuse, et l'on doit recourir à la cautérisation, soit avec les escarotiques, soit avec le fer rouge.

Il me semble, que dans le premier cas, le caustique potentiel détermine et facilite la formation des caillots sanguins dans le calibre des veines, caillots qui sont un obstacle très puissant au passage du pus, ainsi que nous l'avons démontré par les expériences de MM. Cruveilhier et Tessier. Dans le second cas, je crois qu'il éteint la force d'absorption, et détermine un centre de révulsion dans la plaie elle-même.

On sait que M. Bonnet de Lyon, a obtenu, à l'aide de ce dernier moyen, des résultats très avantageux sur un grand nombre d'amputations suivies d'infection purulente.

Les observations faites en Afrique par M. Furnari, viennent à l'appui de cette proposition. Dans une appréciation analytique de la médecine chez les Arabes (1), ce chirurgien a prouvé par des recherches comparatives que l'infection purulente, et les résultats consécutifs des blessures, sont en Afrique moins fréquents qu'en Europe, à cause de l'habitude qu'ont les médecins indigènes, de cautériser les plaies avec un fer rougi à blanc.

Quelques individus échappent à l'infection purulente par l'apparition soudaine et imprévue d'abcès sous-cutanés ou inter-articulaires. Dans le premier cas, le chirurgien porte son bistouri avec hardiesse pour donner issue aux liquides; dans le second cas, il n'ose pas recourir à ce moyen, dans la crainte que l'air, en s'introduisant dans les cavités, ne détermine des inflammations, qui amèneraient des conséquences graves et quelquefois même mortelles.

Que doit faire un chirurgien dans des circonstances pareilles? On ne peut pas contester que le contact de l'air avec une surface articulaire est un agent très irritant; mais je crois cependant qu'on a beaucoup exagéré et généralisé les dangers, car la chirurgie, et surtout la chirurgie militaire nous fournit plusieurs exemples de blessures pénétrantes dans ces cavités, et qui n'ont pas été accompagnées d'accidents graves; on sait, d'ailleurs, que des ponctions pratiquées dans ces régions ont été quelquefois suivies de succès.

Si, d'un autre côté, nous procédons à l'examen d'une articulation remplie de pus, nous apercevons facilement que le séjour d'une matière irritante dans les cavités articulaires

---

(1) Voyage médical dans l'Afrique septentrionale; Paris, 1848.

doit déterminer des inflammations suppuratives aux dépens des cartilages et des extrémités osseuses, et plus tard, lorsque la capsule et les téguments seront détruits et corrodés, le pus se fera jour à l'extérieur, et l'air y pénétrera librement. Il serait heureux pour un chirurgien, si, dans des cas semblables, il parvient à conserver un membre, même avec ankylose sans être obligé de pratiquer une amputation qui pourrait être une nouvelle cause d'infection purulente.

Nous croyons donc qu'il est plus convenable d'ouvrir les abcès articulaires, que de laisser le pus dans les articulations. Et si, à cet égard, nous voulons établir une comparaison entre les accidents consécutifs provenant du contact de l'air avec une cavité diarthrodiale, et ceux causés par la présence du pus, nous observerons que ces derniers sont les plus dangereux, les plus graves et les plus opiniâtres, tandis que l'air renfermé dans ces cavités n'est pas toujours suivi d'accidents graves. M. Robert rapporte un fait de ce genre observé dernièrement dans son service à l'hôpital Beaujon.

Les nouvelles recherches sur les ponctions sous-cutanées, et surtout les perfectionnements dus à MM. Dieffembek, Guérin, Bonnet, Blandin, etc., doivent encourager le chirurgien à pratiquer ces opérations, car elles lui offrent des moyens nombreux de pénétrer dans les cavités articulaires et de vider la matière purulente, sans que l'air y pénètre.

Le meilleur procédé opératoire consiste à se servir d'un trocar plat et mince, dont la canule porte à sa moitié un robinet qui peut se fermer à volonté; une seringue aspirante s'adapte par une vis à l'extrémité de cette canule. Le chirurgien, guidé par des connaissances anatomiques, constate le lieu par lequel il peut pénétrer facilement dans l'articulation, sans intéresser les nerfs et les vaisseaux d'un certain calibre; l'opérateur, à l'aide de sa main gauche relève un pli de la peau, et dès que l'aide a saisi le même pli à l'autre extrémité, l'opérateur enfonce avec sa main droite le trocar dans la cavité articulaire. Le défaut de résistance annonce le temps de retirer la tige; on aura la précaution de fermer le robinet assitôt qu'elle a surpassé la moitié de la canule. Cela fait, on visse la seringue, on ouvre le robinet, et par des mouvements d'aspiration qu'on fait exécuter au piston, on retire le pus. Si la première aspiration n'est pas suffisante pour retirer toute la quantité du liquide, alors, on ferme le robinet, on baisse le piston et l'on recommence la même opération et ainsi de suite. Lorsqu'on a vidé toute la matière purulente, et que l'on a retiré les instruments, il arrive que la blessure des téguments perd son parallélisme avec celle de la capsule, et l'introduction de l'air dans la cavité devient impossible. Une bandelette de diachylon en croix de Malte, appliquée sur la plaie, complète le pansement. Il est, en outre, nécessaire de soumettre le membre du malade à l'irrigation d'eau froide, de crainte que la piqûre elle-même ne produise une irritation dans la capsule. Si, mal grécés moyens, l'inflammation a lieu, l'onguent napolitain en friction, les sangsues et les cataplasmes deviennent indispensables pour hâter la guérison.

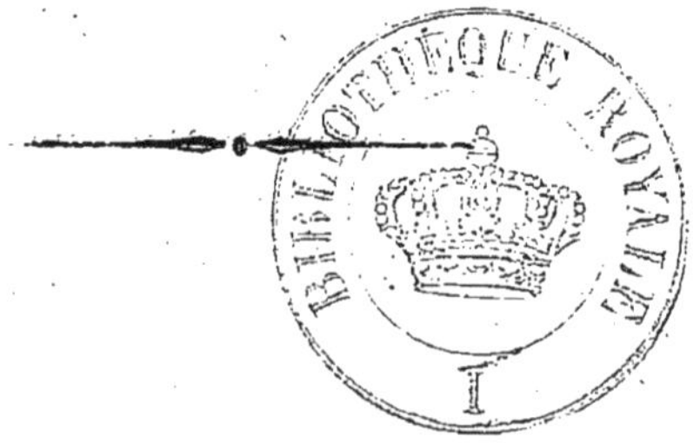

www.ingramcontent.com/pod-product-compliance
Ingram Content Group UK Ltd.
Pitfield, Milton Keynes, MK11 3LW, UK
UKHW020416220726
13923UKWH00004B/1979